CONTRIBUTION A L'ÉTUDE

DE LA

DÉNUDATION DES NERFS

PAR

LE DR G. NEPVEU

Ancien interne des hôpitaux, Chef de laboratoire à la Pitié
Membre de la Société anatomique, de la Société d'anthropologie
et de la Société de biologie

PARIS

G. MASSON, ÉDITEUR

LIBRAIRE DE L'ACADÉMIE DE MÉDECINE

BOULEVARD SAINT-GERMAIN

1878

CONTRIBUTION A L'ÉTUDE

DE LA

DÉNUDATION DES NERFS

PAR

LE DR G. NEPVEU

Ancien interne des hôpitaux, Chef de laboratoire à la Pitié
Membre de la Société anatomique, de la Société d'anthropologie
et de la Société de biologie

PARIS

G. MASSON, ÉDITEUR

LIBRAIRE DE L'ACADÉMIE DE MÉDECINE

BOULEVARD SAINT-GERMAIN

1878

MÉMOIRES DU MÊME AUTEUR

GANGRÈNE DANS LES FRACTURES. Thèse de Paris, 1870.

PRÉSENCE DES INFUSOIRES DANS LE SANG DES ÉRYSIPÉLATEUX (Soc. de biol., 1870).

CONTRIBUTION A L'ANATOMIE PATHOLOGIQUE DE LA RAGE (Soc. de biol., 1872).

CONTRIBUTION A L'ÉTUDE DES TUMEURS MÉLANIQUES (Soc. de biol., 1872).

LYMPHANGIOME SIMPLE ET GANGLIONNAIRE (*Arch. de méd.*, 1872).

TUMEURS DU TESTICULE. 1re édit., 1872; 2e édit. Delahaye, 1875.

LÉSIONS VASCULAIRES DANS LES FRACTURES DE LA JAMBE (Soc. de chir., 1875).

CHLORAL DANS LE CHOLÉRA EN INJECTION SOUS-CUTANÉE (*Gaz. méd.*, 1873).

CONTRE-INDICATIONS A L'EXTIRPATION DES TUMEURS MÉLANIQUES TIRÉES DE L'EXAMEN DU SANG (Soc. de biol., 1874).

INFECTION DES PLAIES PAR POUSSIÈRES ORGANIQUES (Soc. de biol., 1874).

NOTE SUR LA PRÉSENCE DE TUBES HYALINS DANS LE LIQUIDE SPERMATIQUE (Soc. de biol. 1874).

PRÉSENCE DES BACTÉRIES DANS LE LIQUIDE DE LAVAGE DES MURS DES SALLES D'HÔPITAL (Soc. de biol., 1874).

BACTÉRIES DANS LES ABCÈS SOUS-CUTANÉS (Soc. de biol., 1875).

CATAPLASME BACTÉRIFÈRE (Soc. de biol., 1875).

BACTÉRIES DANS L'URINE (Soc. de biol., 1875).

EXTIRPATION DU REIN (*Arch. de méd.*, 1875).

RUPTURE DES KYSTES DE L'OVAIRE (*Arch. de gynécol.*, 1875).

OBSERVATION DE LIGATURE DE LA CAROTIDE INTERNE (Congrès de Nantes, 1875).

BACTÉRIES DANS LA PUSTULE MALIGNE (voy. thèse d'agrégation de Guillaud. Paris, 1876, p. 63).

DÉNUDATION DES TRONCS NERVEUX SUR GRANDE ÉTENDUE (Soc. de chir., 1877; voy. *Gaz. hebd.*, 1878).

LYMPHANGIECTASIES ENFLAMMÉES (Soc. de chir., 1877).

ANURIE ET OLIGURIE TRAUMATIQUE (lu, en 1876, au Congrès de Clermont-Ferrand; voy. *Gaz. hebd.*, 1877).

LYMPHANGIOME DE LA LANGUE (Soc. de chir., 1877).

OLIGURIE ET POLYURIE RÉFLEXE D'ORIGINE TESTICULAIRE (Congrès du Havre, 1877).

DES BACTÉRIENS ET DE LEUR RÔLE PATHOGÉNIQUE (*Rev. des sciences médicales*, d'Hayem, 1878).

CONTRIBUTION A L'ÉTUDE

DE LA

DÉNUDATION DES NERFS

(LU A LA SOCIÉTÉ DE CHIRURGIE, 1877)

Depuis quelques années, on a étudié en France, avec un grand soin, les lésions traumatiques des nerfs et leurs suites, comme le prouvent une foule de mémoires des plus intéressants, et en particulier les thèses de Larue, de Belleau, de Couyba (1871), de Filhol, de Cunin, de Parades (1873). Cependant jusqu'ici on ne s'est pas encore demandé quels pouvaient être les effets de la dénudation sur une certaine étendue des gros troncs nerveux. Il y a lieu certainement de s'en étonner, car cette question *à priori* ne semble point manquer d'un certain intérêt au double point de vue physiologique et chirurgical.

Les dénudations des gros troncs nerveux ne doivent pas être absolument rares dans le cours des opérations. Incomplètes le plus souvent, elles ne laissent parfois aucune trace de leur passage. Leur étendue cependant peut être assez considérable pour amener des troubles plus ou moins durables et pour inspirer des craintes sérieuses pour le rétablissement intégral de la fonction. A ce titre, les faits suivants, qui sont tirés de la pratique de M. Verneuil et dont nous avons essayé de présenter le plus exactement possible la délicate analyse, nous semblent mériter un réel intérêt.

Obs. I (voy. *Archives générales de médecine*, 1874, t. II, p. 543, dans le mémoire de M. Verneuil sur les névralgies traumatiques précoces). — Marie B..., âgée de soixante ans, concierge, entre à l'hôpital de la Pitié le 10 octobre 1873, pour se faire opérer d'une tumeur parotidienne.

C'est une femme de taille moyenne, de bonne constitution, un peu grasse, à teint pâle, qui dit avoir toujours joui d'une bonne santé, et n'accuse, en effet, aucun symptôme diathésique. Elle a perdu ses règles à cinquante ans.

L'année suivante, sans cause connue, elle vit apparaître à la partie supérieure de la région parotidienne une petite tumeur sous-cutanée, mobile, indolente, qui pendant quatre ans resta station naire, puis se mit à grossir peu à peu sans provoquer du reste le moindre trouble local ni général, ne constituant en somme qu'une simple difformité.

Au jour actuel, la tumeur siégeant à gauche, au lieu et place de la parotide, fait une saillie considérable sous la peau, dont elle n'a point changé la couleur et qui glisse librement sur sa face externe. La masse est bilobée à sa partie moyenne; chaque lobe a le volume d'un petit œuf de poule; un sillon assez profond les sépare incomplétement; ils ont du reste la même consistance ferme, réni-tente, homogène. Les adhérences profondes ne semblent pas très-résistantes, car on peut imprimer à la tumeur quelques mouvements. Le nerf facial n'a subi aucune lésion appréciable; les traits du visage ont conservé toute leur symétrie. Aucune douleur, ni spontanée, ni provoquée par les explorations.

On diagnostique une tumeur bénigne (adénome ou enchondrome à forme molle : l'examen histologique a confirmé cette dernière opinion).

L'extirpation est pratiquée le 22 octobre. Une incision curviligne à concavité antérieure, oblique de haut en bas et d'arrière en avant, détermine la formation d'un lambeau cutané dont la dissection met largement à nu la face superficielle et les bords antérieur et postérieur de la masse morbide. Ma préoccupation unique, dans le premier temps, est de reconnaître la situation exacte du nerf facial pour en éviter la section : aussi je procède avec une grande lenteur et des précautions qui ne furent pas inutiles, car je constate que l'étranglement qui sépare les deux lobes est dû précisément à la présence du nerf, dirigé d'arrière en avant, logé au fond du sillon interlobulaire et soulevé par la tumeur sous-jacente. Le nerf bien reconnu, disséqué avec attention et isolé, rien de plus facile que de le respecter. Pour cela il suffit d'enlever séparément chacun des deux lobes. Je commence par l'inférieur, que j'isole avec des instruments mousses à sa face profonde et que je sépare avec le bistouri du lobe supérieur, un peu au-dessous du point étranglé. Après quoi, je fais doucement glisser vers le bas l'anse formée pár le facial, et, la faisant maintenir ainsi par un large crochet mousse confié à un aide habile, je procède sans inquiétude à l'énucléation du lobe supérieur. Le principe de la segmentation des tumeurs a trouvé ici une de ses plus heureuses applications.

Quelques vaisseaux furent liés dans le cours de l'opération; mais la perte totale du sang fut très-médiocre. Le nerf facial, complétement disséqué dans l'étendue de 3 centimètres au moins, était relâché et flottant. Je le laissai retomber dans le fond de cette vaste plaie, qui fut mollement remplie de boulettes de charpie fine, reliées par un fil, et imbibées d'eau faiblement alcoolisée. Lorsque la malade se réveilla, je constatai avec satisfaction que les traits du visage n'étaient point déviés; seulement les muscles, et en particulier ceux des lèvres, étaient animés de petites contractions fibrillaires qui faisaient osciller la commissure labiale et les paupières du côté opéré; ce phénomène avait pour cause l'excitation du facial dénudé par les pièces du pansement et les qualités irritantes de l'eau alcoolisée. Pour n'y plus revenir, je dirai que cette dénudation du facial, qui m'inspirait quelques soucis pour l'intégrité ultérieure de la fonction, ne parut avoir aucune conséquence fâcheuse; les contractions musculaires précitées cessèrent au bout de quelques heures, et rien n'indiqua dans la suite la moindre altération anatomique ou fonctionnelle du nerf si largement isolé.

Les suites de cette délicate opération, qui avait duré près d'une heure, furent extrêmement bénignes. La fièvre traumatique, d'ailleurs fort légère, s'éveillait le soir même et tombait à la fin du troisième jour pour ne plus revenir; à peine provoqua-t-elle un peu de malaise. Le lendemain, le pourtour de la plaie était rouge, un peu tuméfié et sensible au toucher. La charpie fut laissée en place; mais on remplaça les compresses froides extérieures par des cataplasmes tièdes de fécule de pomme de terre.

Le 1ᵉʳ novembre (deuxième jour), la phlegmasie locale avait à peu près disparu.

Le 3, la charpie, imbibée de suppuration, fut aisément retirée et remplacée partiellement; les cataplasmes étant agréables à la malade furent continués. Ce matin-là, tout était pour le mieux localement, et tout retentissement général de l'acte opératoire avait cessé.

Cependant, la nuit suivante, vers sept heures du soir, la malade fut prise tout à coup de douleurs névralgiques très-vives, partant de la plaie et s'irradiant dans tout le côté correspondant de la face, sans envahir ni l'oreille ni le cou. Le sommeil fut impossible, et l'opérée essaya en vain de se calmer par des applications froides réitérées. Vers trois heures du matin, la souffrance s'apaisa et disparut complétement à cinq heures; le sommeil revint jusqu'à huit heures. Croyant à un phénomène naturel, B... ne nous en parla pas à la visite du matin. La journée fut excellente; mais, à dix heures du soir, les douleurs interrompirent brusquement le sommeil commencé, prirent une grande violence, occupant du reste la même étendue que la veille. La religieuse de garde, prévenue à minuit, donna une pilule d'opium qui abrégea l'accès.

Le 5 au matin, je fus enfin mis au courant. L'examen attentif de la plaie et de ses alentours n'offrait rien d'anormal; le pansement ne fut pas même douloureux. La fièvre n'existait pas; le visage exprimait seulement un certain sentiment de lassitude.

Je prescrivis pour l'après-midi 60 centigrammes de sulfate de quinine, associés à 5 milligrammes de chlorhydrate de morphine.

La nuit suivante fut tout à fait exempte de douleurs. Toutefois
la malade se réveilla vers onze heures, et ne s'endormit de nouveau qu'à deux heures du matin. A ce moment elle fut prise d'une
sueur profuse qui dura jusqu'au matin.

Le 6, même prescription. Nuit excellente, sommeil paisible ; un
peu de sueur avant le jour.

Le sulfate de quinine fut continué par prudence le 7 et le 8.

La cicatrisation, qui du reste n'avait paru nullement retardée
par l'incident, se continua sans encombre ; elle était terminée à la
fin du mois, sauf en un point où se montra une fistule salivaire, qui
elle-même céda à quelques attouchements avec le nitrate d'argent.

J'ai revu plusieurs fois cette malade ; elle est complétement
guérie. La cicatrice, un peu déprimée, n'a jamais été le siége de
la moindre douleur. La névralgie n'a jamais reparu.

Obs. II (personnelle). — Madame X..., âgée de quarante-trois
ans, vient à Paris en juillet 1875, sur les conseils de son médecin,
se faire enlever une tumeur du creux poplité.

C'est une femme ordinairement bien portante, un peu pâle et
qui n'accuse aucun accident diathésique. Elle a toujours été bien
réglée et, à part quelques accès de bronchite, d'oppression, qui
surviennent de temps en temps depuis sa première enfance, sa
santé a toujours été bonne.

Il y a deux ans, au mois de juillet 1873, elle s'aperçut par ha-
sard, en mettant ses bas, qu'elle portait sous le jarret gauche une
tumeur grosse comme une noix. Cette tumeur était alors complétement insensible. Son médecin lui fit appliquer un peu de teinture d'iode et, voyant qu'aucune amélioration ne s'y produisait, lui
fit faire, en décembre 1873, quelques onctions mercurielles, mais
sans plus de résultats. L'année suivante, vers le mois de mars,
elle fut prise d'une perte qui dura près d'un mois et laissa à sa
suite une grande faiblesse. Elle passa le mois de juillet à Royat et
se remit un peu. L'hiver suivant fut assez bon ; mais en janvier
1875 elle éprouva de vives douleurs dans sa tumeur, surtout vers

son extrémité inférieure. Peu à peu ces douleurs devinrent continuelles et empêchèrent tout sommeil. Elle ne pouvait marcher qu'avec peine : la station assise cependant était plus douloureuse que la marche, des tiraillements assez vifs se faisaient sentir jusqu'au milieu du mollet.

De plus, la tumeur, qui s'était développée lentement, grossit tout à coup par saccades. Sa position devenait tout à fait intolérable : aussi se résigne-t-elle à venir à Paris pour se faire opérer.

A ce moment la tumeur a le volume du poing d'un adulte, elle est très-allongée et s'étend obliquement de la ligne médiane du creux poplité en haut jusqu'au niveau du point où les tendons de la patte d'oie atteignent le tibia. Son extrémité supérieure disparaît sous l'aponévrose poplitée, son extrémité inférieure est libre et forme une saillie notable.

La consistance de la tumeur est inégale ; dure et presque ligneuse dans la plus grande partie de son étendue, elle est molle en bas.

La tumeur est légèrement mobile dans le sens transversal, mais paraît cependant prendre attache sur les parties fibreuses du bord externe de l'articulation.

La pression est douloureuse, surtout au niveau de l'extrémité inférieure ; elle présente quelques irradiations jusque dans le milieu du mollet. Il n'y a aucune espèce de paralysie cutanée ou musculaire. Le pied et la jambe sont parfaitement sains d'ailleurs.

Le siége de la tumeur sur le trajet du nerf sciatique poplité externe, les caractères propres, les irradiations douloureuses qui se font sentir jusque dans le mollet font porter le diagnostic de fibrome de la branche terminale externe de ce nerf. L'opération est résolue. Une incision longitudinale de 16 centimètres environ, oblique de haut en bas et d'arrière en avant, permet d'arriver sur la tumeur. M. Verneuil reconnaît que le nerf la traverse de haut en bas de part en part, et conçoit sur-le-champ l'idée de ménager le nerf, si possible. L'opérateur dégage alors la tumeur de ses adhérences les plus superficielles ; puis, enlevant petit à petit très-péniblement quelques morceaux du tissu dense qui la compose, il met ainsi à nu du haut en bas le nerf sciatique poplité externe. Le névrilème du nerf est intact, le nerf n'est nulle part envahi par le tissu néoplasique et semble entièrement sain dans l'étroit canal qu'il parcourt. Bien plus, dès les premiers coups de bistouri, on remarque que le nerf présente à sa surface une petite artère assez volumineuse de laquelle part de chaque côté un chevelu vasculaire qui semble en assurer la vitalité. La dénudation de tout le nerf se fait assez difficilement, en raison de la dureté du tissu qui l'environne. Elle est continuée dans toute l'étendue de la tumeur, malgré le peu de chance qui *à priori* semble réservé à une semblable tentative. La portion du tronc nerveux ainsi dénudée n'a pas moins de 12 centimètres.

Les derniers débris de la tumeur adhérents à l'aponévrose sont enlevés; il n'a pas fallu poser moins de sept à huit fils à ligature dans la plaie pour assurer l'hémostase.

Le pansement habituel (tarlatane et charpie imbibée d'eau phéniquée) est appliqué sur la plaie. Des pulvérisations légèrement phéniquées sont pratiquées toutes les deux heures sur la tarlatane. La tumeur, examinée au microscope, était bien un fibrome pur.

Lorsque la malade, qui avait été chloroformée, se réveille, on cherche à s'assurer de l'état de la sensibilité dans la zone du nerf dénudé. La malade éprouve à peine quelques sourdes sensations sur les parties latérales du pied lorsqu'on y passe le doigt ou une épingle; mais sur le dos du pied toute sensation tactile a disparu : la portion la plus externe du mollet paraît insensible. Le pied, les orteils ne sont point déviés; les muscles des régions antérieure et latérale de la jambe ne paraissent avoir éprouvé aucune atteinte.

La malade dort un peu la nuit qui suit l'opération. En se réveillant elle éprouve quelques tressaillements, quelques crispations dans la jambe et dans le pied. Ces sensations anormales sont ressenties jusque sur le dos du pied et les orteils. Cet état dure jusqu'au lendemain matin. Des douleurs sourdes avec engourdissement s'étendent ensuite jusque sur la cheville et la face dorsale des orteils, et notamment du gros orteil. La pulvérisation de la plaie les augmente beaucoup, et vraisemblablement la température du liquide, la projection plus ou moins vive de la vapeur en sont la cause. Les douleurs, en effet, sont plus intenses après chaque pulvérisation et durent une demi-heure. Au bout de quelques jours, la sensibilité renaît un peu sur les parties latérales du dos du pied, qui semble moins mort, mais elle est toujours très-obtuse.

La plaie va parfaitement. Le nerf se couvre de bourgeons et s'accole extrêmement vite par sa face antérieure, puis par ses bords, à la face profonde et aux faces latérales de la plaie. Il ne reste bientôt plus de cette plaie, vers le dixième jour, qu'une large et longue gouttière dans laquelle le nerf a fini par disparaître. Les fils à ligature sont tombés l'un après l'autre. Le dernier, semble-t-il, le 17 août.

La cicatrisation cependant se ralentit, et pendant deux semaines la plaie présente deux plaques diphthéritiques qui ne tombent que pour renaître bientôt. L'état général est cependant satisfaisant. Les topiques variés ont été employés; rien n'a pu hâter la guérison. C'est alors que, sur le conseil de M. Verneuil, madame X... quitte Paris pour retourner dans son pays à la campagne.

Tout va bien pendant plusieurs jours; mais bientôt la plaie redevient atonique et les plaques diphthéritiques reparaissent. Un petit abcès se produit même à l'angle inférieur de la plaie. Le 5 septembre tombe enfin le dernier fil à ligature. De légères cautérisations à la pierre infernale, quelques badigeonnages légers à la teinture d'iode, au jus de citron, alternativement employés, améliorèrent au bout de quelques jours cet état; mais les plaques diphthéritiques reparaissent bientôt.

Elle ressent à nouveau quelques élancements sourds dans la partie insensible du mollet. Le pied et la partie inférieure de la jambe sont même pris d'une légère enflure. Un nouvel abcès s'était formé au voisinage de l'angle inférieur de la plaie; il s'ouvre dans la plaie même. Un autre lui succède peu de temps après et dure peu; le pied et la jambe reviennent alors à leur état normal. La fièvre et les maux d'estomac disparaissent, et la plaie n'avait plus qu'une longueur de 3 à 4 centimètres au mois de décembre. Elle ne se ferma complétement que vers la fin de février.

C'est à cette époque que madame X... commença à marcher un peu, mais avec la plus grande difficulté, la jambe malade s'étendait très-difficilement. La jambe saine fut prise vers le même moment d'une arthrite tibio-tarsienne. Cependant cette légère attaque rhumatismale disparut, et notre malade put prendre une saison de bains à Bourbon-l'Archambault.

En ce moment madame X... marche facilement dans sa chambre sans béquille et sans canne; elle est forcée cependant de porter une bottine avec talon assez fort pour éviter de tendre trop la cicatrice. Celle-ci s'est beaucoup allongée, l'articulation prête beaucoup. Un massage régulier et bien fait a beaucoup amélioré l'état du membre.

Il y a au mollet, à gauche au-dessous de la cicatrice, un endroit long de 20 centimètres, large de 8 à 10, où le froid, le chaud, les piqûres d'épingles ne sont point perçus; il faut appuyer le doigt pour que la malade parvienne à sentir, et encore il lui semble qu'entre la jambe et le doigt il y a une couche de coton. La sensibilité sur le dos du pied est complétement revenue à l'état normal. Cependant, à chaque excitation des nerfs internes du dos du pied, la malade ressent un fourmillement assez désagréable. Les douches, le massage ont fait le plus grand bien à madame X... Le massage devait être fait très-légèrement sur la cicatrice, le dos du pied et le mollet, et surtout en un point placé près de la cicatrice. Au moindre contact, la malade y éprouvait des fourmillements très-douloureux qui se faisaient sentir jusque dans le mollet.

La cicatrice est indolente par elle-même, cependant la malade y éprouve quelques sensations désagréables qu'elle ne peut définir; la cicatrice paraît profonde, très-adhérente et peu mobile.

La jambe opérée ne semble pas être plus sensible au froid que la jambe saine. Elle a le même volume que sa voisine, excepté le soir, où elle s'enfle toujours un peu. Enfin la malade a remarqué que les ongles des orteils à gauche se sont arrêtés dans leur développement. Ils sont devenus jaunes et se sont épaissis; vers la fin de décembre ils ont recommencé à pousser, mais lentement. Madame X... a encore en ce moment au bout des ongles une petite zone jaunâtre, reste des vieux ongles.

Il serait téméraire de chercher à tirer de ces deux seuls faits une étude générale; les phénomènes qui ont suivi la dénudation du facial et du sciatique présentent, en effet, des différences notables, selon le moment où on les a observés.

On peut à ce point de vue les classer en trois ordres : phénomènes immédiats, consécutifs, éloignés.

Parmi les *phénomènes immédiats*, nous rangeons ces *contractions fibrillaires* qui, après la dénudation du facial, n'ont duré que quelques heures, ces crispations douloureuses que notre seconde malade ressentait dans le mollet et dans le pied. C'est à cela que se sont bornés les effets de la dénudation des troncs nerveux sur les muscles de la face et sur les muscles de la région antéro-latérale de la jambe. Il faut y ranger aussi cette *insensibilité* profonde qui s'est manifestée immédiatement après l'opération dans la partie externe du mollet et de la jambe et jusque sur le dos du pied.

Une partie de ces phénomènes sont dus très-vraisemblablement à la section pendant l'opération de la branche cutanée péronière et du saphène péronier. Ce qui appuie notre manière de voir, c'est que l'anesthésie de ces diverses parties persiste encore aujourd'hui, dix mois après l'opération, et que la sensibilité du dos du pied est incomplétement revenue; il y a tout lieu de croire que le musculo-cutané et le tibial antérieur qui l'animent sont sains en grande partie, car cette sensation de fourmillement qu'accuse notre malade sur le dos du pied peut très-bien s'expliquer par une légère rétraction de la cicatrice du creux poplité qui englobe le tronc nerveux.

Parmi les *phénomènes consécutifs* les plus notables, il faut citer des *douleurs excentriques*, dont le point de départ est dans la plaie. Les unes étaient sourdes et continues; il est possible de les attribuer au travail irritatif nécessaire à la réparation. En effet, la pression des éléments jeunes qui se produisent à la surface d'un nerf aux dépens du névrilème, la transformation des parties les plus superficielles du nerf en tissu conjonctif, qui étouffe petit à petit les tubes nerveux, telles seraient les principales causes qui expliqueraient le mieux tous ces effets.

D'autres douleurs sont vives et se présentent par accès réguliers coïncidant avec les pansements; ils peuvent être attribués à la projection des liquides phéniqués.

Notons ici que l'action prolifératrice du travail réparateur, l'action du pansement, pourraient peut-être, dans quelques cas moins heureux, amener un processus irritatif plus intense et le développement d'une véritable névrite.

Quant aux *phénomènes éloignés*, chez notre seconde malade nous avons déjà signalé une persistance de la paralysie de la sensibilité sur la partie externe du mollet, qui nous semble être due à la section pure et simple d'une petite branche cutanée. Rappelons seulement un phénomène trophique assez important : l'arrêt de développement des ongles, qui a duré cinq mois.

Quel est l'*état anatomique* du nerf dénudé? Il ne paraît pas douteux que quelques tubes nerveux n'aient subi une désintégration de leur myéline et une destruction de leur cylindre-axe. Dix mois après l'opération la sensibilité n'a point encore reparu sur le dos du pied, dans cette partie des téguments qu'animent le tibial antérieur et le musculo-cutané.

Il ne serait donc pas sans intérêt de voir les physiologistes étudier avec soin les phénomènes qui suivent la dénudation des nerfs.

En résumé, d'après nos deux faits, nous pouvons dire que la dénudation même étendue des nerfs n'entraîne pas à sa suite de troubles prolongés de la fonction musculaire, ni d'anesthésie cutanée persistante.

Les troubles trophiques qui peuvent la suivre sont sans importance. Enfin elle ne laisse à sa suite (si nous en pouvons juger dix mois après la lésion) aucune névralgie, aucune contracture. La régénération des tubes nerveux primitivement compromis pourrait expliquer la réintégration complète des fonctions.

Au point de vue chirurgical, tout nous semble donc recommander cette pratique dans les grandes opérations ; mais dans quelle étendue et sur quels nerfs? Voilà les diverses questions que nous pouvons passer en revue.

L'étendue de la dénudation sur de gros troncs nerveux dans des conditions favorables, lorsqu'il y a chances de réunion immédiate, ne peut guère dépasser 12 centimètres; sur un tronc grêle comme celui du facial, 4 à 6 centimètres au plus, c'est tout ce qui semble permis. Le peu de faits que nous avons à notre disposition ne nous permet pas d'insister plus longtemps sur ce point. La vascularisation normale ou pathologique de certains troncs nerveux peut permettre à l'opérateur de juger ce point de pratique.

Cette pratique ne semble *à priori* devoir être appliquée à certains nerfs, pneumogastrique et grand sympathique, par exemple, qu'avec une certaine réserve qu'explique suffisamment le peu d'expérience que nous avons sur les nerfs des membres et les accidents qu'on peut redouter de leur inflammation.

Quoi qu'il en soit, la dénudation des troncs nerveux lors d'extirpation de tumeur bénigne (chondrome ou fibrome), par exemple, peut entrer, après de si beaux succès, dans la pratique chirurgicale.

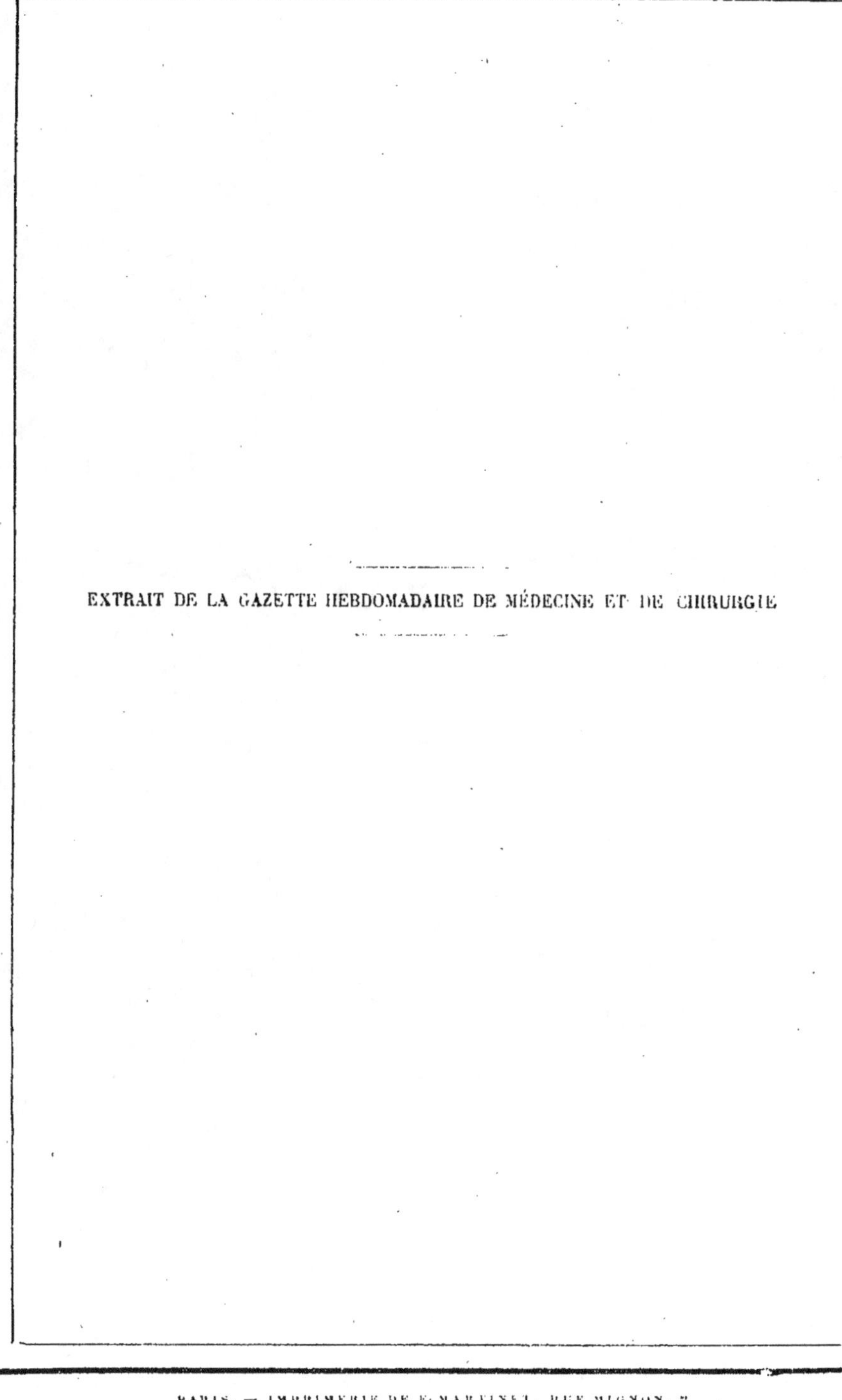

EXTRAIT DE LA GAZETTE HEBDOMADAIRE DE MÉDECINE ET DE CHIRURGIE

PARIS. — IMPRIMERIE DE E. MARTINET, RUE MIGNON, 2

www.ingramcontent.com/pod-product-compliance
Lightning Source LLC
LaVergne TN
LVHW010228060726
842527LV00007B/2677